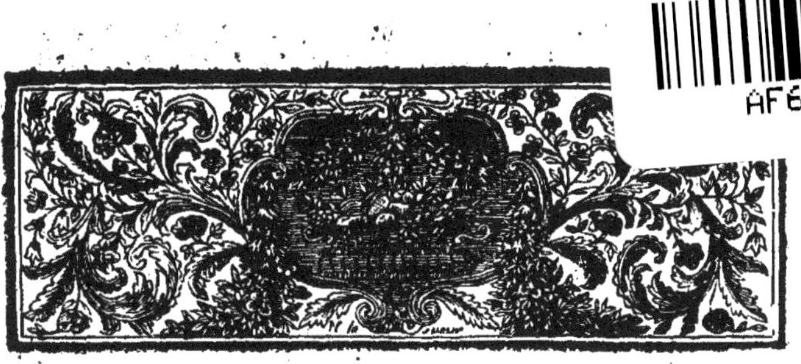

AVERTISSEMENT.

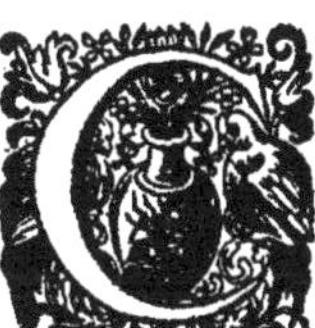

CETTE *nouvelle Edition contient plusieurs Planches qui ne se trouvent point dans les autres, sçavoir la cinquiéme, la sixiéme* A. *la sixiéme* B. *la sixiéme* C. *la sixiéme* D. *& les treiziéme, quatorziéme, quinziéme, seiziéme, dix-septiéme, dix-huitiéme & dix-neuviéme : ce qui fait douze Planches d'augmentation. On a mis de plus dans ce Recueil diverses remarques qxi peuvent servir de supplement à plusieurs endroits du Livre de la Génération des Vers dans le Corps humain.*

Ceux qui auront lû ce que M. Valisnieri Medecin de Padouë, & M. le Clerc Medeci n de Genéve, ont écrit depuis peu sur les Vers plats, n'auront pas de peine à s'appercevoir ici que ces deux Autheurs, tres distinguez dailleurs par leur merite, ne sont pas assez au fait de ces matieres, & que pour avoir voulu decider de ce qu'ils n'ont pas vû, il leur est arrivé de se meprendre sur les points mêmes qu'ils croyoient avoir le mieux éclaircis; c'est ce qui se reconnoîtra aisément sans qu'il soit necessaire de les refuter.

M. Valisnieri n'a jamais vû de Tænia * *avec cette partie, que dans le Traité de la Génération des Vers, on appelle la tête: il s'ensuit de là qu'il ne sçauroit être au fait de la question, & que quand il dit que ce que l'on prend pour la tête n'est qu'une glaire & un mucilage, il decide au hazard, puisqu'il assûre une chose qu'il n'a pas vûë, & dont il n'y a que les yeux qui puissent convaincre: en sorte qu'on peut à ce sujet lui appliquer ces paroles même de M. le Clerc son partisan,* Qui de Vermibus istis à se nunquam visis verba faciunt, idonei esse testes non possunt.

M. le Clerc, non plus, n'a pas vû assez de Vers plats pour pouvoir juger de ce que c'est que cette sorte d'Insecte: il avouë dans la Préface de son Histoire des Vers plats, que depuis plus de quarante ans qu'il exerce la Medecine, il ne lui est arrivé qu'une fois d'en voir, & qu'encore ç'a été par hazard & en passant: on ne doit pas aprés cela s'étonner qu'il soit aussi peu instruit sur cet article qu'il le paroît dans son Livre. Au reste ni M. Valisnieri, ni M. le Clerc n'ont lû avec assez d'at-

* Ver plat, Ver solitaire, ou *Tænia*, c'est la même chose.

Le Traité de la Generation des Vers est le premier Livre où ce Ver ait été appellé *Ver solitaire*, & le nom lui en est resté depuis.

tention

VERS SOLITAIRES
ET AUTRES
DE DIVERSES ESPECES,
DONT IL EST TRAITÉ DANS LE LIVRE
DE LA GENERATION DES VERS,

REPRESENTEZ EN PLUSIEURS PLANCHES,

Avec les renvois aux pages où il en eſt parlé, ou qui y ont rapport:

Enſemble, pluſieurs remarques importantes ſur ce ſujet.

Δεῖ μὴ δυσχεραίνειν παιδικῶς τὴν περὶ τῶν ἀτιμοτέρων ζώων ἐπίσκεψιν, ἐν πᾶσι γὰρ τοῖς φυσικοῖς ἔνεστί τι θαυμαστόν.

Il ne faut point par une vanité puerile, avoir honte de contempler la nature dans les plus vils animaux ; elle ne produit rien qui ne renferme des ſujets d'admiration. Ariſt. L.iv. I. des Parties de Animaux, chap. 5.

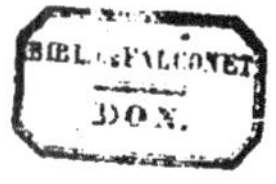

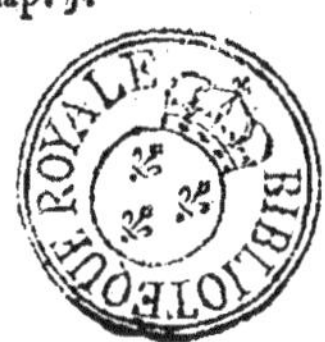

A PARIS, au bas de la rue de la Harpe,
Chez LAURENT D'HOURY, Imprimeur-Libraire, au St Eſprit, devant la rue ſaint Severin.

M. DCC. XVIII.

AVEC PRIVILEGE DU ROY.

IIs, qui oculis rectis res intuentur, ea quæ in medium adduximus satis esse poterunt. Ii verò qui oculis præditi sunt perversissimis, non modo his contenti non erunt, sed neque ea videre aut audire apertis atque integris & oculis & auribus poterunt. *Marc. Cornach. method. in pulver. Cap. II. agrot.* 25.

tention le Traité de la Generation des Vers dans le Corps humain ; s'ils s'étoient donné là-dessus un peu plus de soin, ils auroient évité quelques méprises qu'on ne s'arrêtera point à relever : on remarquera seulement que ce que dit M. Valisnieri, pour faire voir à l'Autheur de ce Traité que les petits corps cucurbitaires qui sortent quelquefois dans les dejections de ceux qui ont le Ver plat, sont des portions du Tænia, *& non des œufs, est dit à pure perte. La même observation ayant été faite long-tems auparavant dans la premiere Edition de ce Recueil. Ce qu'il dit encore lorsqu'il avertit le même Autheur que tous les Amers ne sont pas contraires aux Vers, & qu'il y a des Vers dans l'Absynthe, n'est pas plus à propos, puisqu'on trouve cette remarque expressement dans la premiere Edition de la Generation des Vers, comme on peut voir* p. 112.

*M. le Clerc dit dans sa * Preface qu'il a été non pas surpris, mais saisi d'étonnement, que dans le Traité de la Generation des Vers, on n'ait negligé de repondre à M. Valisnieri, aprés avoir neanmoins repondu à M. Lemeri & à M. Hecquet : mais il se trompe de penser que l'on ait repondu à M. Hecquet ; & s'il avoit lû avec un peu d'attention la Préface qui est à la nouvelle Edition du Traité de la Generation des Vers, il y auroit vû que toute la reponse que l'on fait à M. Hecquet, aprés avoir rapporté mot à mot sa critique entiere, c'est de dire qu'on laisse à juger si ce n'est pas avoir suffisamment repondu à une telle Critique, que de l'avoir*

* Historia latorum Lumbricorum.

rapporté. Quant à M. Lemeri, il est vrai qu'on lui a répondu : mais au moins ses objections sont-elles specieuses, au lieu que celles de M. Valisnieri, quoique bien éloignées d'être aussi peu dignes d'attention que les plaisanteries de M. Hecquet, ne laissent pas de tomber d'elles-mêmes, ainsi qu'il sera facile d'en juger à quiconque, ayant examiné ces matieres, aura lû l'Ouvrage de cet Auteur.

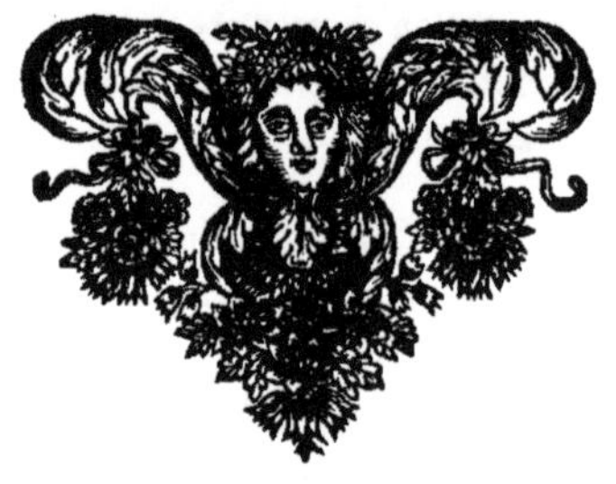

TABLE DES PLANCHES

Contenues dans ce Recueil.

PLANCHE PREMIERE. Contient diverſes figures de Vers ſortis du nez, des oreilles, de la veſſie, &c.

Planche II. Contient deux figures de *Tænia.*

Planche III. Repreſente un Ver rendu par une jeune fille, lequel a une eſpece de tête & de queue de poiſſon. On y voit de plus trois Vers ſpermatiques, & une ſorte de Ver qui vient à la cuiſſe des Chardonnerets.

Planche IV. fig. 15. Repreſente un *Tænia* dont il eſt parlé dans Fabricius Hildanus; & fig. 16. un autre *Tænia* dont parle Tulpius, mais dont nous ne garantiſſons point la verité.

Planche V. fig. 17. Repreſente une Puce & ſes œufs vûs par le Microſcope, & au bas de la Planche, un homme qui tire de la jambe d'un autre, un de ces Vers nommez *Soyes*, dont il est parlé dans le Chapitre troisiéme du Livre de la Generation des Vers.

Planche VI. A. Represente un *Tænia* de la premiere espece.

Planche VI. B. Represente un *Tænia* de la seconde espece, qui a donné occasion au Livre de la Generation des Vers.

Planche VI. C. Represente un *Tænia* de la premiere espece, dont les grains de l'épine sont de grosseur & d'épaisseur inégale.

Planche VI. D. Represente un *Tænia* de la premiere espece, ayant des mammellons tres visibles.

Planche VII. Represente deux autres *Tænia*, l'un de la seconde espece, & l'autre de la premiere; tous deux remarquables par des singularitez qu'on verra dans la Planche.

Planche VIII. fig. 21. & fig. 22. Represente un autre grand Ver, où l'on remarque par intervalle des mammelons doubles.

Planche IX. Represente un autre Ver plat ayant tête & queuë.

Planche X. fig. 24. Represente de ces morceaux de Ver plat, apellez par quelques Auteurs, *Vers cucurbitaires*, mais qui ne sont veritablement que des morceaux du *Tænia*. Même Planche X. fig. 25. Represente un Ver strongle sorti du corps d'une jeune Demoiselle qui depuis quelques jours étoit devenue muette, & qui fut guerie par la sortie du Ver.

Planche

Planche XI. Represente un *Tænia* sorti du corps d'un Chien.

Planche XII. Represente la structure interieure d'un Ver plat, dont les Vaisseaux ou conduits ont été rendus visibles par le moyen d'une eau preparée. Cette Planche est la septiéme dans la premiere Edition de ce Recueil imprimé en mil sept cens un.

Planche XIII. Represente, 1° un animal extraordinaire rendu par une femme à Hanover ; 2° un morceau de *Tænia* de la premiere espece, dessseiché, où l'on voit de quelle figure sont les grains de l'épine.

Planche XIV. Represente deux petites Couleuvres rendues par une fille de Campagne, qui les avoit avalées.

Planche XV. Represente 1° un Ver strongle, couvert de poil, rendu par un Etudiant en Medecine. 2° Un *Tænia* sorti roulé en peloton, & rendu par une Dame. 3° De petits Vers courts, herissez d'especes de picquans rangez comme ceux d'un épi : ces derniers Vers n'ont jusqu'ici été decrits par aucun Auteur. 4° De petits grains trouvez par milliers dans les dejections de la Malade qui a rendu le *Tænia* en peloton.

Planche XVI. Represente un *Tænia* sorti noüé en plusieurs endroits du corps, rendu par un Officier.

Planche XVII. Represente deux *Tænia*, l'un d'un

chat, & l'autre d'un chien, selon la description qu'en donne Mr Redi.

Planche XVIII. Represente des Vers trouvez dans des Tanches.

Planche XIX. Represente un *Tania* qui s'étant rompu en sortant, est resté dans le corps, & un mois ensuite est sorti aprés avoir repoussé à l'endroit rompu.

AVIS AU RELIEUR

Mettez icy de suite les deux premieres Planches qui portent leur explication.

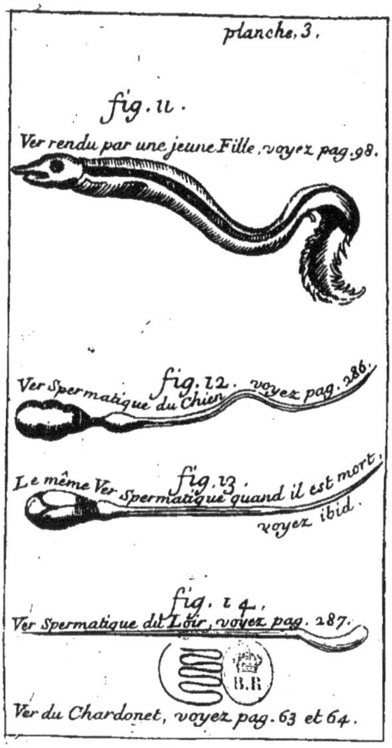

planche. 3.

fig. 11.

Ver rendu par une jeune Fille, voyez pag. 98.

fig. 12. Ver Spermatique du Chien, voyez pag. 286.

fig. 13. Le même Ver Spermatique quand il est mort, voyez ibid.

fig. 14. Ver Spermatique du Loir, voyez pag. 287.

Ver du Chardonet, voyez pag. 63 et 64.

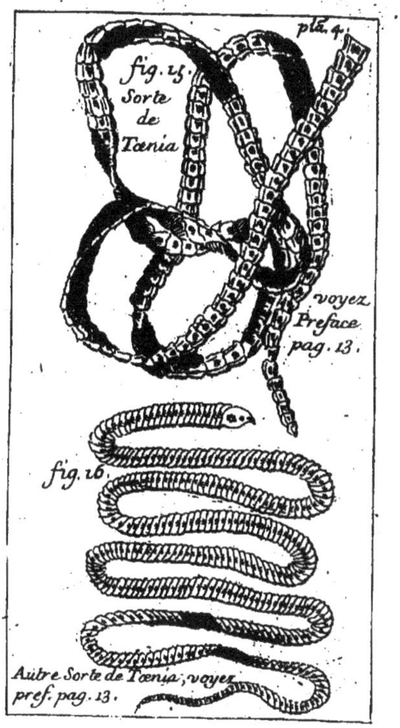

pla. 4.

fig. 15. Sorte de Tænia

voyez Preface pag. 13.

fig. 16.

Autre Sorte de Tænia, voyez pref. pag. 13.

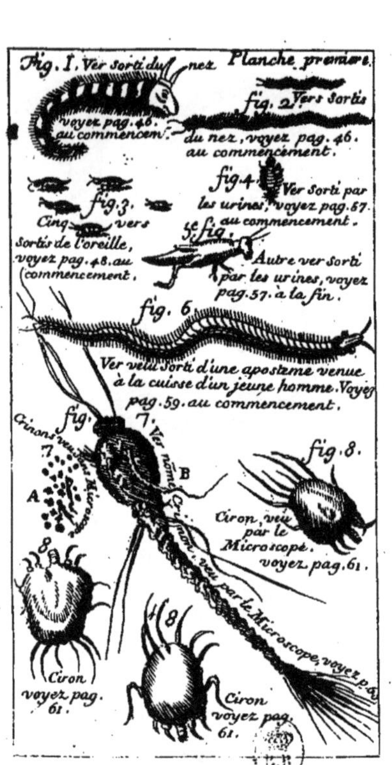
Fig. I. Ver sorti du nez
Planche premiere.
voyez pag. 46. au commencem.
fig. 2 Vers sortis du nez, voyez pag. 46. au commencement.
fig. 3. Cinq vers sortis de l'oreille, voyez pag. 48. au commencement.
fig. 4 Ver sorti par les urines, voyez pag. 57. au commencement.
5e fig. Autre ver sorti par les urines, voyez pag. 57. à la fin.
fig. 6
Ver veu sorti d'une aposteme venue à la cuisse d'un jeune homme. Voyez pag. 59. au commencement.
fig. 7.
Cirons veus au Microscope
7
A
B
Ver nommé Crinon, veu par le Microscope,
fig. 8.
Ciron veu par le Microscope. voyez pag. 61.
8
Ciron voyez pag. 61.
8
Ciron voyez pag. 61.

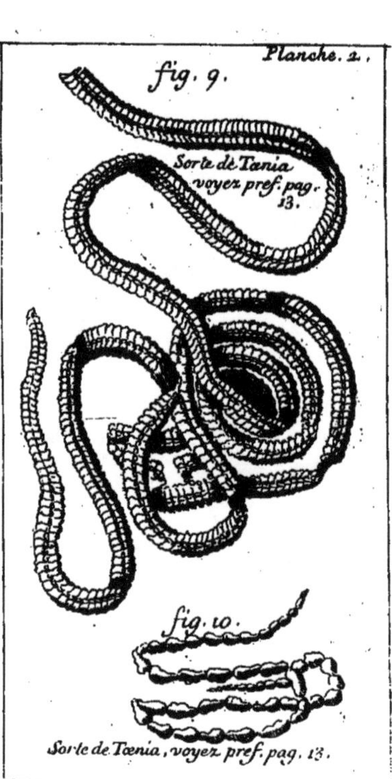
Planche. 2.
fig. 9.
Sorte de Tænia voyez pref. pag. 13.
fig. 10.
Sorte de Tœnia, voyez pref. pag. 13.

PLANCHE V.

DAns le Traité de la Generation des Vers, depuis le milieu de la ligne 20. page 98. jusqu'à la ligne 4. de la page 99. il faut ajoûter les mots suivans. » Comme la barbe ne sort à l'hom- » me qu'à un certain âge : Que les cornes ne pous- » sent à plusieurs animaux qu'aprés leur naissance : » Que les Fourmis prennent des aîles avec le tems : » Que les vieilles Chenilles se changent en Papil- » lons : Que la Mouche & la Puce éclosent de leurs » œufs sous la forme de Ver, & demeurent long- » tems sous cette forme avant que de prendre celle » de Mouche ou de Puce, sur quoi l'on peut con- » sulter la *Planche cinquiéme* : Qu'enfin le Ver à » soye subit un grand nombre de metamorphoses » que tout le monde sçait, il n'est pas étonnant » que les Vers du corps humain puissent prendre » en vieillissant, toutes ces figures extraordinaires » qu'on y remarque quelquefois.

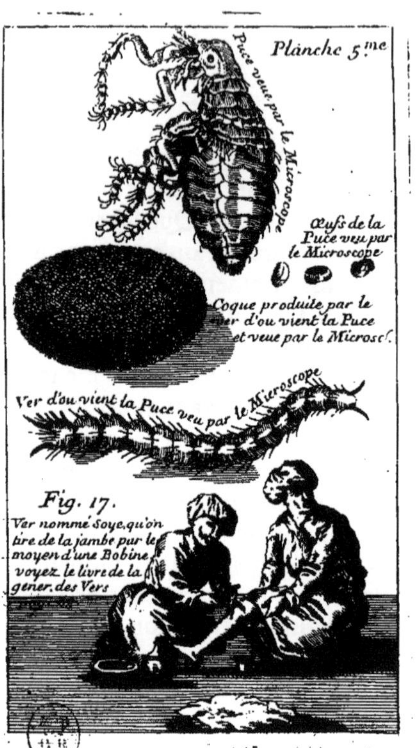
Planche 5.me
Puce veue par le Microscope
Œufs de la Puce veu par le Microscope
Coque produite par le ver d'ou vient la Puce et veue par le Microsc.
Ver d'ou vient la Puce veu par le Microscope
Fig. 17.
Ver nommé Soye, qu'on tire de la jambe par le moyen d'une Bobine voyez le livre de la gener. des Vers

PLANCHE VI. A. ET VI. B.

IL y a deux especes de *Tænia*, comme on l'a expliqué dans le Livre de la Generation des Vers. Celui de la Planche VI. A. est de la premiere espece, & celui de la Planche VI. B. est de la seconde. Les articulations de l'un & de l'autre sont disposées du même sens que les écailles des Poissons; c'est-à-dire qu'en passant le doigt sur le corps du Ver, & en le repassant ensuite par un mouvement opposé, on sent la superficie du Ver glissante & unie d'un côté, & raboteuse de l'autre. C'est par cet arrangement d'articulations que lors qu'un Malade rend un morceau de *Tænia* sans que la tête y tienne, on peut d'abord connoître de quel côté étoit la tête. Ce Ver ressemble par ces articulations ou nœuds, à la Plante nommée en latin, *Equisetum*, en françois, *Queue de cheval*, ou à ces Roseaux dont la tige est interrompue par plusieurs nœuds, & dont les espaces contenus entre ces nœuds paroissent emboëtez les uns dans les autres par une de leurs extremitez; on peut le comparer encore au Figuier d'Inde dont chaque feuille en pousse une autre à son extremité, si ce n'est que ces feuilles ne sont pas emboëtées l'une dans l'autre.

Les espaces contenus entre les nœuds du Ver de la seconde espece, ont chacun à l'un des côtez un petit mamellon fort visible, mais ce n'est que dans les endroits où le Ver a plus de largeur; du moins on n'en remarque point au col & à la queue. Ce petit mamellon paroît ouvert en dehors, & on y discerne un petit conduit qui commence à quelques lignes de cette ouverture, & qui va jusqu'au milieu de l'espace. Il se perd là, & l'on ne voit point à quoi il communique. L'usage de ces mamellons n'est pas encore bien connu; quelques Auteurs prétendent que ce sont autant de bouches; d'autres, autant de poûmons; d'autres, autant d'*anus*. Il est difficile de rien determiner de certain sur ce sujet, non plus que sur les quatre ouvertures qui sont à la tête, lesquelles sont prises par quelques-uns, pour des narines; par d'autres, pour des yeux; & par d'autres, pour de petites bouches par lesquelles il tire sa nourriture. Nous venons de remarquer que les ventres ou espaces contenus entre les nœuds du Ver de la seconde espece, ont chacun à l'un des côtez un petit mamellon fort visible : mais nous avertissons icy que quelquefois ces mamellons sont doubles, ensorte que dans un même ventre il s'en trouve deux au dessus l'un de l'autre du même côté, ainsi qu'on le peut voir dans la Planche huitiéme, figure 21. à la lettre C. Au regard des articulations, elles sont, comme on vient de dire, disposees du même sens que les nœuds d'un Roseau; mais il est à remarquer que cela ne se trouve pas toûjours vray, & nous conservons un Ver plat où sont deux articulations opposées l'une à l'autre, & qui se regardent par leur côté raboteux; voyez là-dessus la Planche 19.

aux lettres C. D. ce qui eſt auſſi ſingulier que ſi dans un Roſeau le même eſpace contenu entre deux nœuds ſe trouvoit emboëté par l'une & par l'autre de ſes extremitez, au lieu de ne l'être que par une ſeule.

Nous n'avons point encore vû de tête au *Tænia* de cette eſpece, quoique ſans doute il y en aît une, puis qu'il a vie, qu'il ſe meut, & que de l'aveu même de M. le Clerc * c'eſt un animal. Il y a lieu de croire que cette tête eſt faite comme celle du *Tænia* de la ſeconde eſpece, s'il en faut juger par celle du *Tænia* que rendent les Chats, laquelle n'eſt preſque point differente, comme on le peut voir cy-aprés Planche 17. car le *Tænia* des Chats, du moins ſelon la Deſcription de Mr Redi rapportée par Mr le Clerc, eſt un *Tænia* de la premiere eſpece.

* M. le Clerc dans ſon Hiſtoire des Vers plats ne veut pas que le *Tænia* de la ſeconde eſpece ſoit un animal; il prétend neanmoins que celuy-cy en eſt un. Il eſt difficile de pénétrer ſes raiſons.

Planche

Planche 6e A. Tænia de la 1re espece. Voyez gener. des vers. pag. 73. &c. et pag. 92. &c.

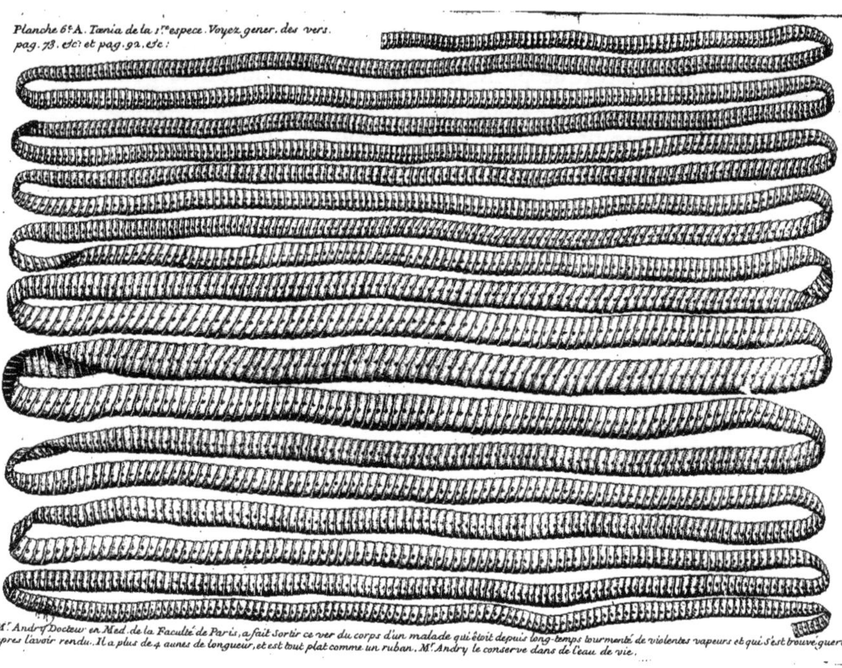

Mr. Andry Docteur en Med. de la Faculté de Paris, a fait Sortir ce ver du corps d'un malade qui étoit depuis long-temps tourmenté de violentes vapeurs et qui s'est trouvé gueri apres l'avoir rendu. Il a plus de 4 aunes de longueur, et est tout plat comme un ruban. Mr. Andry le conserve dans de l'eau de vie.

Planche VI.e B.

Tœnia de la 2.e espece, voyez pag. 73. du Livre de la generation des vers, et pag. 92. &c.

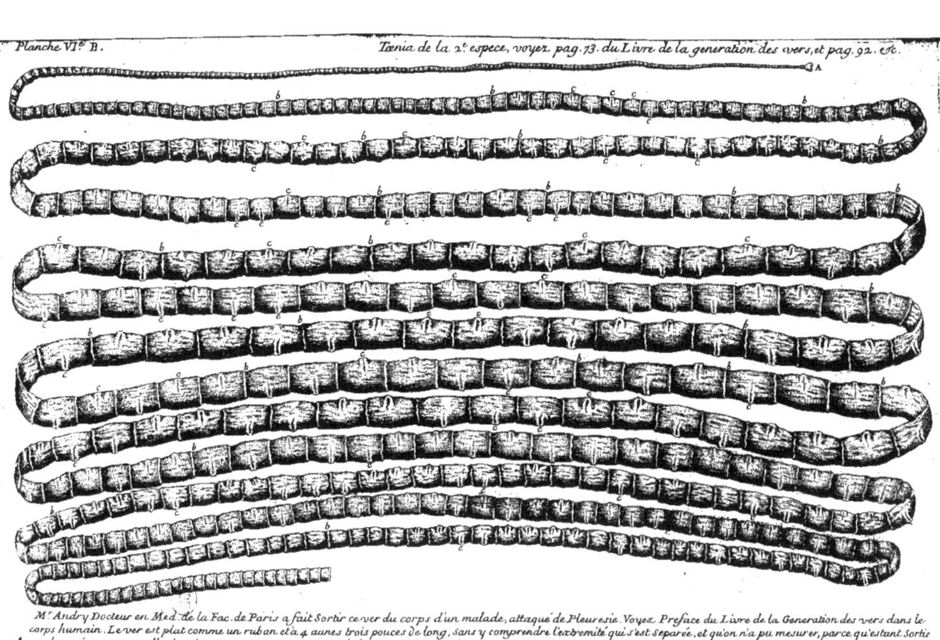

Mr. Andry Docteur en Med. de la Fac. de Paris a fait Sortir ce ver du corps d'un malade, attaqué de Pleuresie. Voyez Preface du Livre de la Generation des vers dans le corps humain. Le ver est plat comme un ruban et à 4 aunes trois pouces de long, sans y comprendre l'extremité qui s'est separée, et qu'on n'a pu mesurer, parce qu'estant Sortie quelques jours apres, elle s'estoit corrompue, ne tenant plus à la portion où estoit la teste. Il est sorti vivant, et à demeuré en cet état plus de cinq heures faisant de grands mouvemens, il est mince et étroit vers la teste, épais d'un écu et large de demi pouce vers le milieu de sa longueur, il à la teste plate, un peu arondie A, où sont 4 ouvertures deux d'un côté et deux au côte opposé, le corps tout blanc distingué par plusieurs emboetures B, et les côtés garnis de mamelons (c) dans chacun desquels paroit un petit vaisseau bleuatre qui traverse jusqu'à la moitie de la largeur du corps. Le malade se trouva gueri aussi tôt apres la sortie du ver. Mr. Andry conserve ce ver dans de l'eau de vie.

PLANCHE VI. c.

LE Ver représenté dans la Planche suivante, est sorti du corps d'un jeune homme qui étoit attaqué depuis trois semaines, d'une foiblesse de vûe, à ne pouvoir lire un demi quart d'heure sans avoir les yeux tout troubles; sa vûe s'est fortifiée depuis la sortie du Ver, & à présent il lit sans peine des heures entieres. Ce Ver est de la premiere espece: on n'y a point apperçû de tête, mais le soulagement prompt du malade donne lieu de croire que tout le Ver est sorti, & que la tête aura été perdue dans les dejections. Il y a dans l'épine du Ver, des grains plus gros que d'autres, & comme cela n'est pas ordinaire, on a crû que la chose meritoit une Planche particuliere.

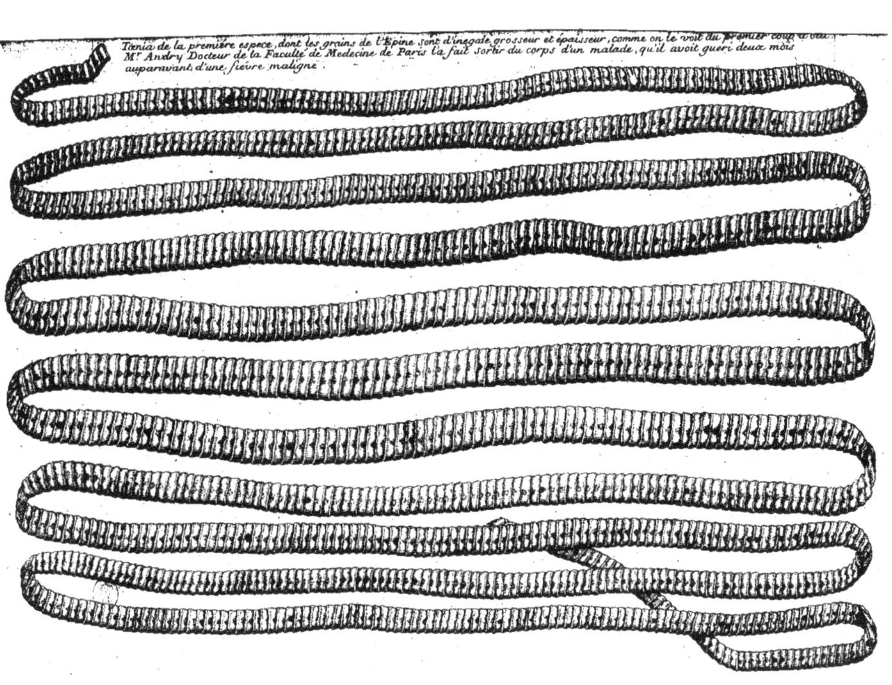

Tænia de la premiere espece, dont les grains de l'Epine sont d'inegale grosseur et épaisseur, comme on le voit du premier coup d'œil. Mr Andry Docteur de la Faculté de Medecine de Paris l'a fait sortir du corps d'un malade, qu'il avoit gueri deux mois auparavant d'une fiévre maligne.

PLANCHE. VI. D.

NOus avons dit dans le Traité de la Génération des Vers p. 92. que le *Tænia* de la premiere espece n'a point de mamellons, mais un nouvel examen nous a convaincu du contraire : il n'y a qu'à considerer le Ver de bien prés, & pour y mieux réussir, le suspendre dans une phiole pleine d'eau, & le regarder attentivement à travers la phiole, on y discernera des mamellons trés-bien marquez & situez de la même maniere que dans les Vers de la seconde espece. Ils sont moins apparens, & c'est toute la difference qui s'y trouve d'avec ceux du *Tænia* de l'autre espece. Il y en a quelques-uns où ces petits mamellons sont plus faciles à distinguer, & nous en avons un où ils sont fort visibles : il est gravé dans la Planche suivante ; on y trouve une irregularité trés-digne d'attention, c'est que ce Ver a par endroits deux mamellons à chaque ventre, non l'un à côté de l'autre, comme on en voit dans le *Tænia* de la seconde espece, représenté Planche huitiéme, ce qui n'est pas moins particulier ; mais situez à l'opposite l'un de l'autre, c'est-à-dire l'un à un côté du ventre & l'autre à l'autre, voyez Planche 6. D. aux endroits marquez A.

La tête du *Tænia* de la premiere espece, à en juger par la Planche dix-septiéme, est fort semblable à celle du *Tænia* de la seconde ; cela, joint aux mamellons qu'on y remarque aussi le long du corps, donneroit lieu de conjecturer que ces deux especes prétendues n'en feroient qu'une seule, & que la difference qu'il y auroit entre l'une & l'autre ne seroit peut-être qu'en ce que le *Tænia* à épine n'est pas tout-à fait developpé, & que l'autre l'est davantage : Que dans l'un les ramifications marquées Planche 12. seroient ramassées en un point, ce qui feroit cette apparence d'épine qui regne le long du Ver, & que dans l'autre elles seroient deployées & étendues, comme on le voit dans la même Planche 12. Il s'agiroit d'expliquer d'où viendroit ce developpement & ce racourcissement, mais on pourroit l'attribuer à quelque mouvement particulier que le Ver feroit en certains temps, ce sont des conjectures à examiner.

Planche

Planche 6me D.

Tœnia de la 1ere espece, ayant des mamelons très visibles A. et par intervalle deux mamelons à un même ventre, à l'opposite l'un de l'autre, en sorte que le mamelon A est opposé au mamelon B.

PLANCHE VII.

CES deux Vers sont sortis sans qu'on en ait apperçu la tête, mais ce qui fait croire qu'elle est sortie, c'est que les Malades qui les ont rendus, se sont bien portez depuis, & n'ont plus jetté aucun morceau de Ver.

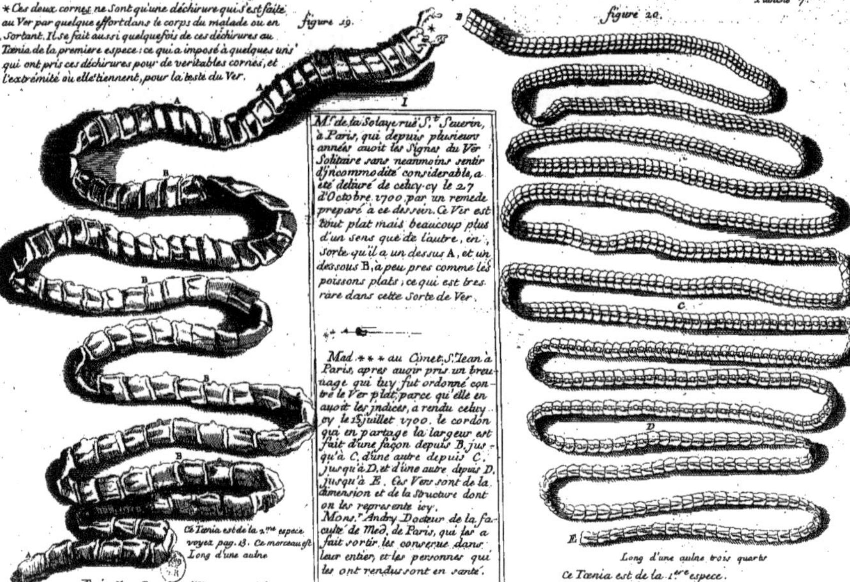
Planche 7.me
* Ces deux cornes ne sont qu'une déchirure qui s'est faite au Ver par quelque effort dans le corps du malade ou en sortant. Il se fait aussi quelquefois de ces déchirures au Tœnia de la premiere espece : ce qui a imposé à quelques uns qui ont pris ces déchirures pour de veritables cornes, et l'extrémité où elle tiennent, pour la teste du Ver.
figure 19.
figure 20.
A
B
C
D
E
I
Mr de la Solaye rue S.t Severin, à Paris, qui depuis plusieurs années avoit les Signes du Ver Solitaire sans neanmoins sentir d'incommodité considerable, a été delivré de celuy-cy le 27 d'Octobre 1700 par un remede preparé à ce dessein. Ce Ver est tout plat mais beaucoup plus d'un sens que de l'autre, en sorte qu'il a un dessus A, et un dessous B, à peu pres comme les poissons plats ; ce qui est tres rare dans cette sorte de Ver.
Mad. * * * au Cimet. S.t Jean à Paris, apres avoir pris un breuvage qui luy fut ordonné contre le Ver plat, parce qu'elle en avoit les indices, a rendu celuy-cy le 15 juillet 1700. le cordon qui en partage la largeur est fait d'une façon depuis B. jusqu'à C. d'une autre depuis C. jusqu'à D. et d'une autre depuis D. jusqu'à E. Ces Vers sont de la dimension et de la structure dont on les represente icy.
Mons.r Andry Docteur de la faculté de Med. de Paris, qui les a fait sortir les conserve dans leur entier, et les personnes qui les ont rendus sont en santé.
Ce Tœnia est de la 2.me espece voyez pag. 13. Ce morceau est Long d'une aulne
Long d'une aulne trois quarts
Ce Tœnia est de la 1.ere espece.
A Paris Chez Laurent d'Houry rue de la Harpe devant la rue S.t Severin, au S.t Esprit.

PLANCHE VIII.

LE *Tænia* de la ſeconde eſpece a des mamelons plus marquez que celuy de la premiere, ainſi que nous l'avons deja obſervé ; mais il arrive rarement que ces mamelons ſoient doubles comme dans le Ver de la Planche ſuivante : voyez les endroits marquez c. Ce Ver a de plus une épaiſſeur & une conſiſtance que la plûpart des autres *Tænia* n'ont pas.

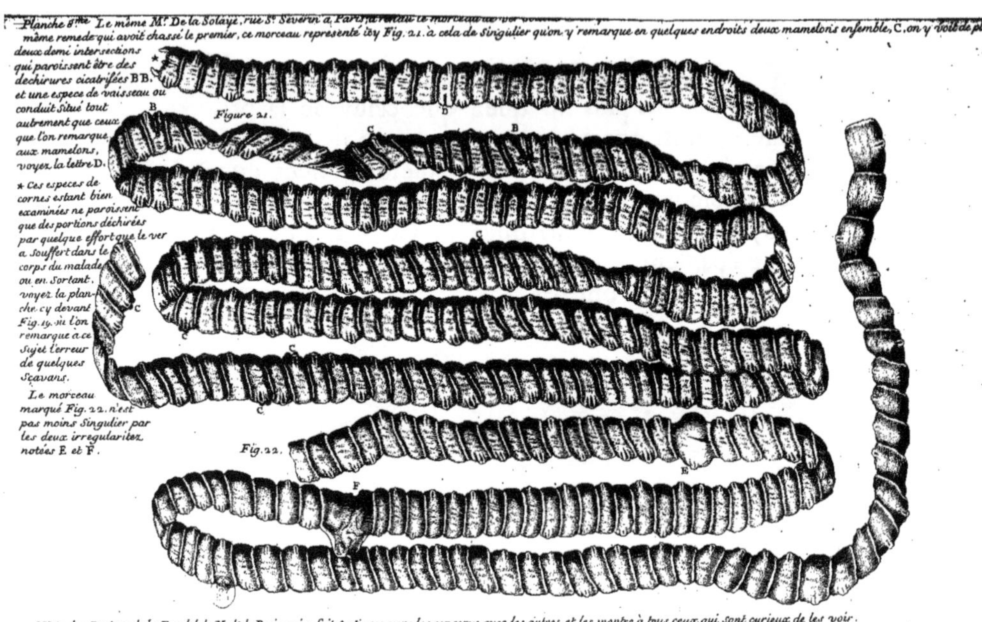
Planche 8.me Le même M.r De la Solaye, rue S.t Severin a Paris,
même remede qui avoit chassé le premier, ce morceau represente icy Fig. 21. a cela de Singulier qu'on y remarque en quelques endroits deux mamelons ensemble, C. on y voit de plus
deux demi intersections
qui paroissent être des
dechirures cicatrisées BB.
et une espece de vaisseau ou
conduit Situé tout
autrement que ceux
que l'on remarque
aux mamelons,
voyez la lettre D.
* Ces especes de
cornes estant bien
examinées ne paroissent
que des portions déchirées
par quelque effort que le ver
a Souffert dans le
corps du malade
ou en Sortant.
voyez la plan-
che cy devant
Fig. 19. où l'on
remarque à ce
Sujet l'erreur
de quelques
Sçavans.
Le morceau
marqué Fig. 22. n'est
pas moins Singulier par
les deux irregularitez
notées E et F.
Figure 21.
B
D
C
B
C
C
C
C
C
Fig. 22.
E
F
M.r Andry Docteur de la Faculté de Med.e de Paris, qui a fait Sortir ces vers les conserve avec les autres, et les montre à tous ceux qui sont curieux de les voir.

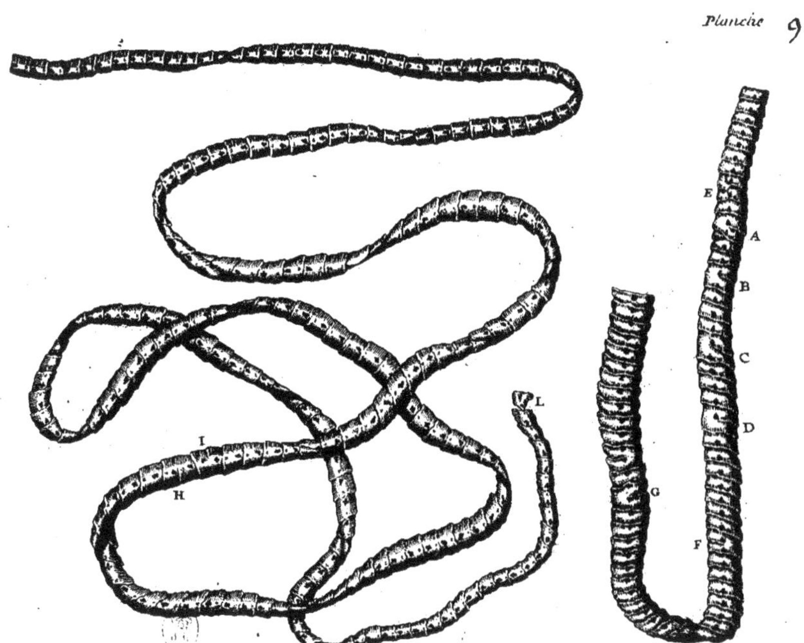

Il est rare de trouver des demi intersections dans le Tænia de la 1.ere espece, en voicy deux morceaux que M.r Andry a fait sortir le mois de Juin de l'année 1718. dans lesquels on trouve plusieurs de ces demi intersections sçavoir A.B.C.D.E.F.G.H.I. *La chose ayant paru digne de remarque, on a cru devoir en donner cette planche. l'endroit marqué* L. *n'est qu'une déchirure.*

PLANCHE X.

LES portions cucurbitaires répréſentées dans cette Planche ſont de ces petits corps blancs qui ſe trouvent dans les dejections de ceux qui ont le Ver plat de la ſeconde eſpece ; celles-cy ont été rendues le 30. Octobre 1700. par Mr de la Solaye dont il eſt parlé dans la Planche 7. & 8. Il en rendoit des centaines : elles ſont ſorties toutes vivantes & faiſant pluſieurs mouvemens ; je les portai ſur le champ chez Mr Levêque Graveur rue ſaint Severin, lequel les deſſina auſſitôt, & marqua dans la Planche leurs differens mouvemens. J'en conſerve dans des phioles une grande quantité d'autres qui ont été rendues depuis par divers Malades. Lorſque la tête du Ver plat eſt ſortie, les Malades ne font plus de ces portions cucurbitaires, ainſi que l'experience me l'a appris, à moins que ce ne ſoit peu d'heures aprés, c'eſt-à-dire avant que celles qui reſtent ayent eu le tems de ſe corrompre ; ce qui montre premierement, que ce ne ſont point des animaux à part, mais que ce ſont autant de morceaux du grand Ver, lequel ſe rompt dans ſes jointures ou nœuds : Voyez le Livre de la Génération des Vers, p. 78. 82. 83. 156. & 157. Secondement, que ce Ver eſt ſeul de ſon eſpece dans le corps où il ſe trouve, ſans qu'on doive cependant nier que le contraire ne puiſſe arriver par quelque cas extraordinaire. Quand on ſepare deux portions cucurbitaires l'une de l'autre, on voit dans celle où l'autre étoit emboëtée, un petit enfoncement au milieu de l'extremité qui servoit d'emboëture; cet enfoncement ainsi que je l'ai reconnu en l'examinant, n'est qu'une petite fosse que la portion detachée laisse dans l'endroit où elle tenoit, à peu prés comme la tige d'un œillet lorsqu'on la casse dans les nœuds où elle est emboëtée, laisse dans ces nœuds un petit enfoncement qui est le lieu de l'emboëture. Il arrive aussi quelquefois par l'effet d'un déchirement assez ordinaire, que cette extremité emboëtée, estant degagée de celle qui la recevoit, paroit avoir comme deux petites cornes vers que les côtez, ce que nous avons reconnu n'être que l'effet d'une déchirure qui arrive assez ordinairement en cette occasion. On peut joindre à cette observation ce que nous avons dit p. 19. & 20. au sujet des cornes des deux *Tænia* qui y sont représentez. Les petites portions cucurbitaires que rendent ceux qui ont le *Tænia* de la premiere espece sont un peu differentes, & elles conservent la figure qu'elles ont quand elles tiennent au corps du Ver; elles ont chacune une petite élevation au milieu, laquelle est composée de ces petits grains raboteux décrits à la page 31. du Liv. de la Génération des Vers, & à la Planche 13. fig. 29. de ce Recueil. C'est à cela que l'on peut connoître de quelle espece est le *Tænia* que le Malade a dans le corps.

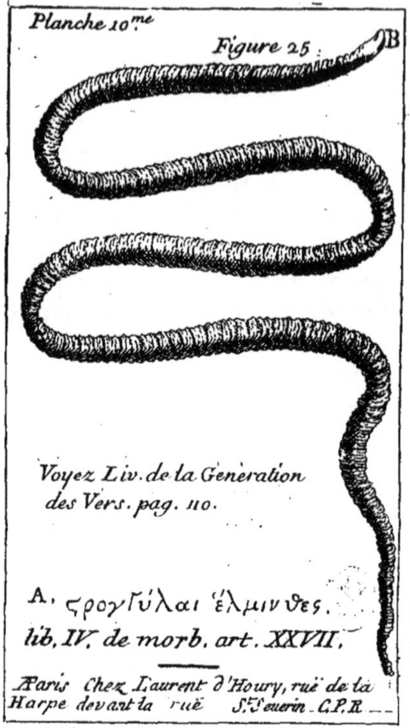
Planche 10.me
Figure 25.
B
Voyez Liv. de la Génération des Vers. pag. 110.
A. ςρογγύλαι ἕλμινθες.
lib. IV. de morb. art. XXVII.
A Paris Chez Laurent d'Houry, ruë de la Harpe devant la ruë S.t Severin. C.P.R.

Figure. 24.

Portions cucurbitaires que rendent ceux qui ont le Tænia de la 2e. espece. Voyez Liv. de la Generation des Vers. pag. 78. et 156.

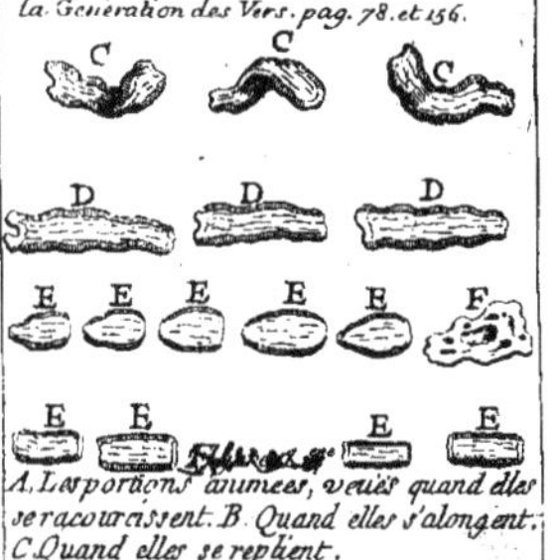

A. Les portions animées, veuës quand elles se racourcissent. B. Quand elles s'alongent. C. Quand elles se replient.

Les mêmes, mortes. Dont quelque unes D. demeurent longues. Quelques autres E racourcies. F. une de ces portions, sortie percée à iour.

Le mois de Ianvier de l'année 1701, Chez M.r L... Perruquier, au carrefour des Barnabites, à Paris, une fille de 16. ans, qui depuis 15. jours étoit muette, et depuis un mois tourmentée, sans relache, de violentes convulsions, qui luy causoient un rire involontaire, et de vives douleurs, a été entiérement guérie par l'eau Vermifuge de M.r Andry, laquele l'a delivrée de plusieurs Vers, et entre autres de celuy cy, qui est de ceux qu'Hippocrate appelle strongles. A. Ce Ver a cela de différent des autres Vers strongles, qu'il est plein de plis et de rides, et que la gueule s'y distingue. B. M.r Andry, Docteur de la Fac. de Med. de Paris, qui en a guéri la malade, le conserue en son entier.

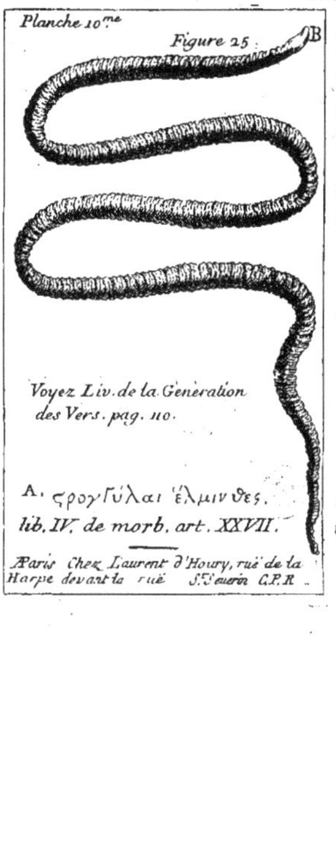

Planche 10.me

Figure 25.

Voyez Liv. de la Generation des Vers. pag. 110.

A. ςρογγύλαι ἕλμινθες. lib. IV. de morb. art. XXVII.

A Paris Chez Laurent d'Houry, ruë de la Harpe devant la ruë S.t Severin C.P.R.

PLANCHE XI.

M. Redi donne la figure d'un *Tænia* ou *Ver solitaire* sorti du corps d'un Chien, laquelle est differente de celle-cy, elle est gravée dans ce Recueil Planche 17. on la peut confronter.

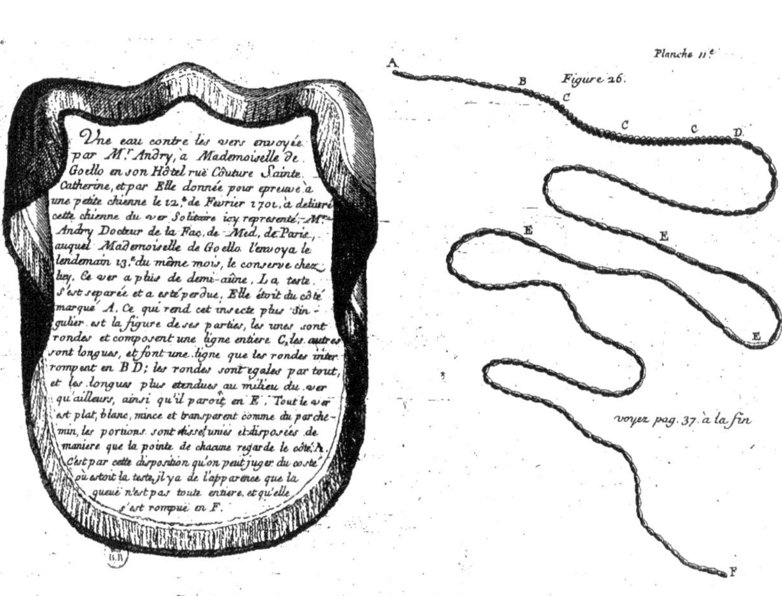

A Paris Chez Laurent d'Houry ruë S.t Iacques devant la fontaine S.t Severin avec privil.

PLANCHE XII.

LE morceau de Ver repréſenté dans la Planche ſuivante eſt le même qui eſt repréſenté fig. 22. dans la Planche 8. avec cette difference que dans la Planche 8. on le voit comme il eſtoit dés qu'il fut ſorti, au lieu qu'icy il eſt repréſenté comme il a paru huit jours enſuite, aprés avoir été ſuſpendu dans une phiole remplie d'une diſſolution d'Alum. L'endroit marqué D. & E. eſt celui qui dans la Planche 8. eſt marqué F. & l'endroit G. & H. le même qui dans la Planche 8. eſt marqué E. Ce morceau de Ver a eſté rendu en 1701. par Mr de la Solaye Avocat au Parlement; on le fit deſſiner par Mr Simon, Peintre demeurant alors rue du Foüare, puis graver par Mr Léveſque, rue ſaint Severin; & quelques jours enſuite ayant été ſuſpendu dans de l'eau d'Alum qui en fit paroitre tous les vaiſſeaux, on le fit deſſiner par Mr Bonnart trés habile deſſinateur qui le repréſenta au naturel, & enſuite graver ſur ce deſſein par Mr Léveſque: on ne peut rien ajoûter à l'exactitude avec laquelle il eſt repréſenté: il le faut ſuppoſer ſuſpendu & flottant dans la phiole pleine d'eau d'Alum: l'arbre qui le ſoûtient n'eſt que de la fantaiſie du Deſſinateur.

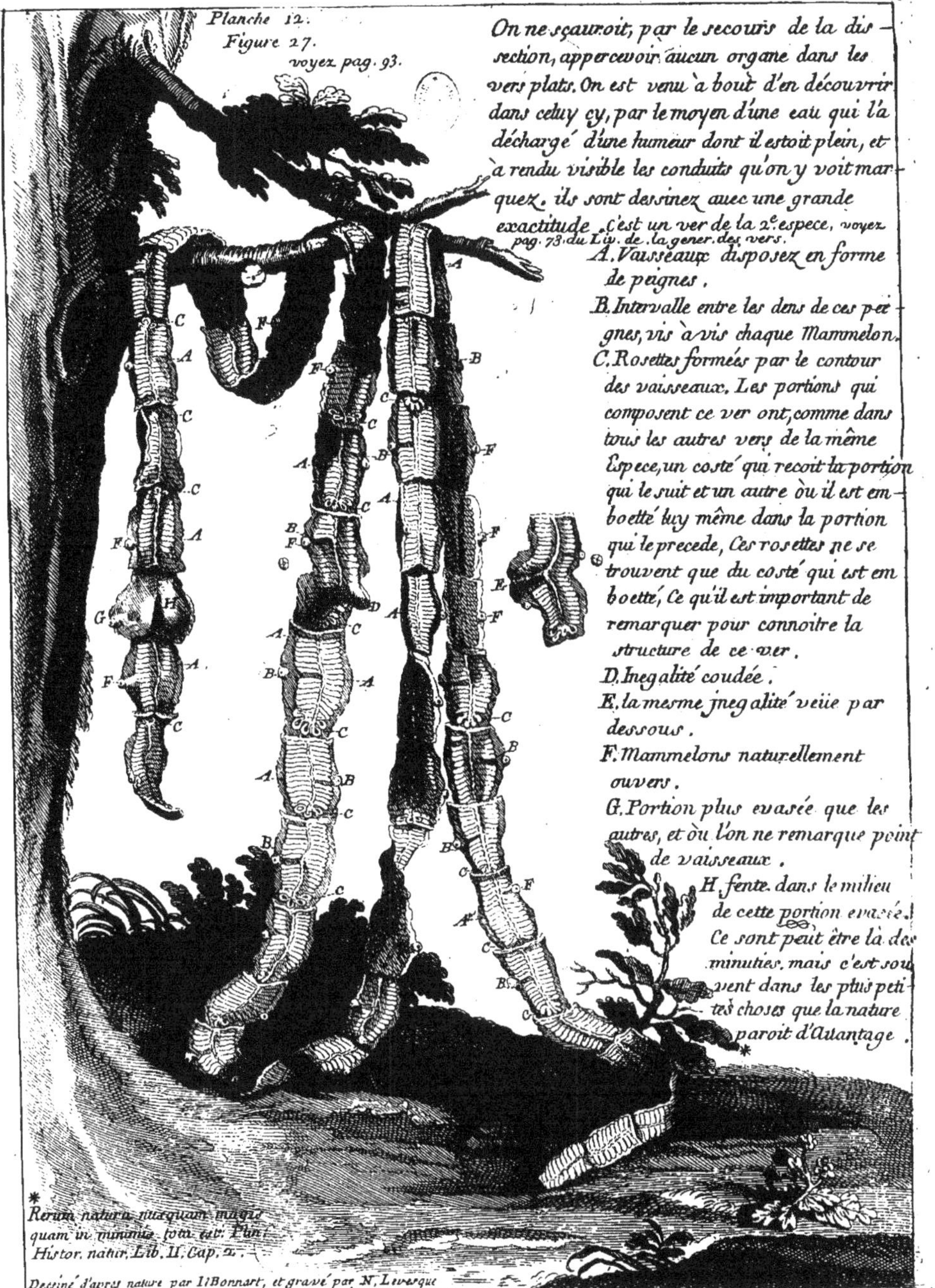

Planche 12.
Figure 27.
voyez pag. 93.
On ne sçauroit, par le secours de la dis-
section, appercevoir aucun organe dans les
vers plats. On est venu à bout d'en découvrir
dans celuy cy, par le moyen d'une eau qui l'a
déchargé d'une humeur dont il estoit plein, et
à rendu visible les conduits qu'on y voit marquez. ils sont dessinez avec une grande
exactitude. C'est un ver de la 2.e espece, voyez
pag. 73. du Liv. de la gener. des vers.
A. Vaisseaux disposez en forme
de peignes.
B. Intervalle entre les dens de ces peignes, vis à vis chaque Mammelon.
C. Rosettes formées par le contour
des vaisseaux. Les portions qui
composent ce ver ont, comme dans
tous les autres vers de la même
Espece, un costé qui recoit la portion
qui le suit et un autre où il est em-
boetté luy même dans la portion
qui le precede, Ces rosettes ne se
trouvent que du costé qui est em
boetté, Ce qu'il est important de
remarquer pour connoitre la
structure de ce ver.
D. Inegalité coudée.
E. la mesme inegalité veüe par
dessous.
F. Mammelons naturellement
ouvers.
G. Portion plus evasée que les
autres, et où l'on ne remarque point
de vaisseaux.
H. fente dans le milieu
de cette portion evasée.
Ce sont peut être là des
minuties, mais c'est sou
vent dans les plus peti
tes choses que la nature
paroit d'avantage. *
A
B
C
D
E
F
G
H
* Rerum natura nusquam magis
quam in minimis tota est: Plin.
Histor. natur. Lib. II. Cap. 2.
Dessiné d'apres nature par I. Bonnart, et gravé par N. Leverque
Paris Chez Laurent d'Houry rue de la Harpe devant la rue S.t Severin avec privil. 1701.

Planche 13.

Animal rendu par la femme d'un Maréchal à Hanover. Cet animal n'a aucun os, et la Griffe qu'on y voit n'est qu'une chair molle, non plus que tout le corps et l'espece de Creste qui est sur la teste.
voyez Livre de la Gènèration des Vers, pag. 127.

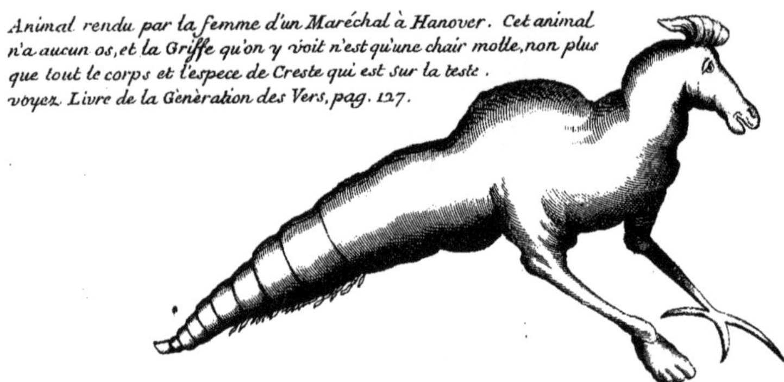

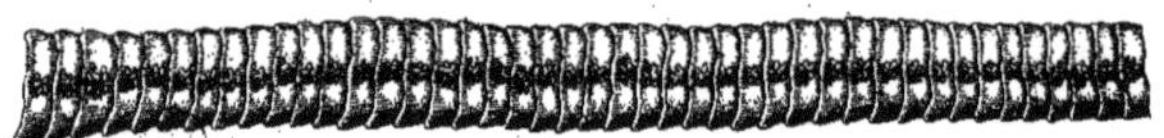

Morceau de Tœnia de la 1.ere espece, desseché, où l'on voit de quelle figure sont les grains de l'épine.
Voyez Livre de la Gènèration des Vers, pag. 92.

Planche 14.

Couleuvres que M.r Andry Docteur de la Faculté de Med.e de Paris a fait sortir du corps d'une fille qui s'estant endormie sur l'herbe les avoit avalées. Celle qui est marquée A, sortit morte.

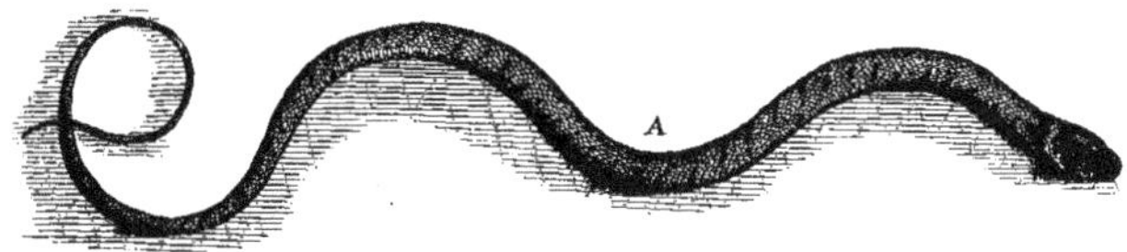

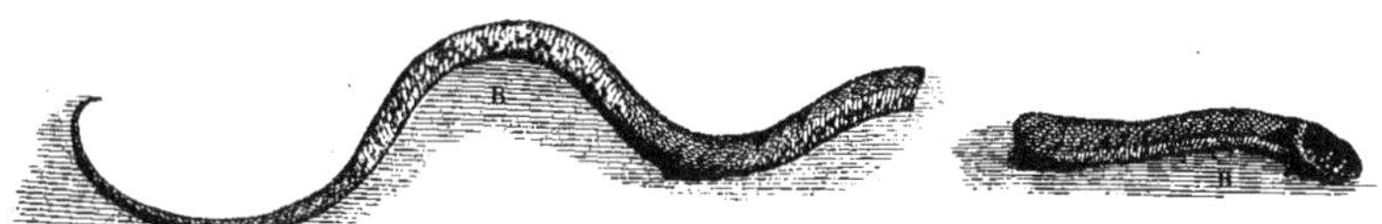

Celle cy marquée B, sortit vivante, et se trainant sur le plancher de la chambre fut tuée par la Mere de la malade, qui avec une paile à feu la partagea par la moitie et luy écrasa la teste. Voyez pag.99. du Liv. de la Gener.on des Vers.

PLANCHE XV.

LEs quatre petits Vers repréſentez au deſſous du Ver velu, ſont heriſſez de petites pointes rangées à peu prés comme celles d'un épi. Les deux gros ſont deſſinez comme on les voit par le microſcope; & les deux petits, comme ils ſont naturellement. Ils ont vêcu pluſieurs jours dans une phiole d'où ils s'échapoient par la moindre ouverture que laiſſoit le bouchon. Quelques-uns de ces Vers ont fait de petites coques dans leſquelles ils ſe ſont enfermez; ces coques eſtoient brunes & ovales, & de la groſſeur d'un petit fer d'aiguillette; il en devoit apparemment venir quelque metamorphoſe, mais elles ſe ſont deſſeichées, & il n'en eſt rien éclos.

Planche 15.me

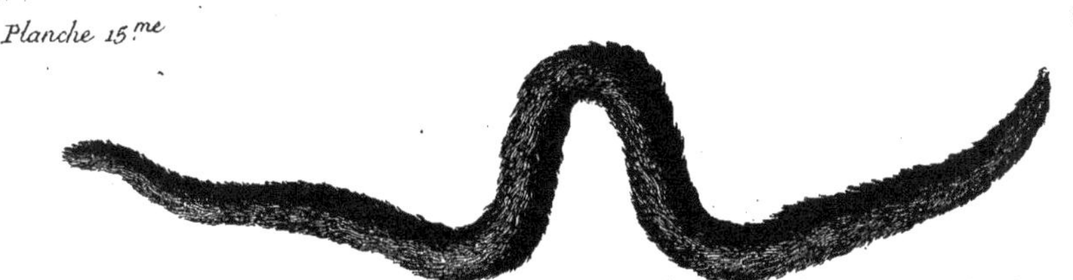

Ver velu rendu par un estudiant en Medecine, rue St. Jacques pres les Jacobins, lequel avoit esté gueri quinze jours auparavant d'une fiévre tierce par Mr. Andry qui a chassé le Ver ensuite.

Petits Vers rendus au nombre de trente par un jeune homme de dix Sept ans que Mr. Andry avoit gueri de la petite verole un mois avant que de faire Sortir ces Vers.

Tænia *ou Solitaire de la 2e. espece sorti en peloton, et chassé par Mr. Andry du corps d'une Dame de 25. ans. laquelle estoit malade d'une Jaunisse. Voyez Liv. de la Géneration des Vers pag. 91. et 92.*

Petits grains trouvez par milliers dans les dejections de la malade qui a rendu le Tænia *cy dessus roulé en peloton: les gros sont representez comme on les voit par le Microscope, et les autres comme ils paroissent naturellement.*

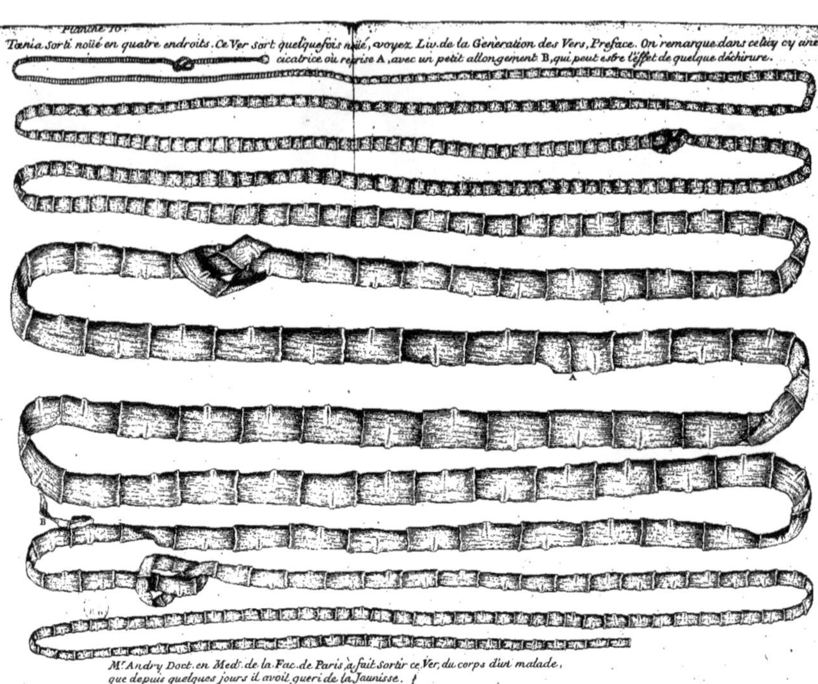

Tænia sorti noüé en quatre endroits. Ce Ver sort quelquefois noüé, voyez Liv. de la Generation des Vers, Preface. On remarque dans celuy cy une cicatrice où reprise A, avec un petit allongement B, qui peut estre l'effet de quelque déchirure.

Mr. Andry Doct. en Medr. de la Fac. de Paris, a fait sortir ce Ver, du corps d'un malade, que depuis quelques jours il avoit gueri de la Jaunisse.

Planche 17.eme

Tœnia d'un Chien Selon la Description qu'en dône Mr. Redi. Il faut comparer cette figure avec celle de la planche 11.eme où est aussi représenté un Tœnia Sorti du corps d'un Chien.

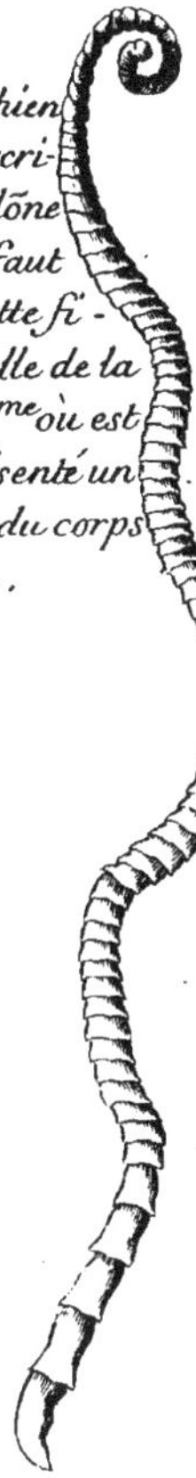

Tœnia d'un Chat Selon la Description qu'en donne Mr. Redi. La teste comme on voit en est faite a peu près comme celle du Tœnia de la 2e. espece représenté planche 6.eme B. &c. il faut consulter sur cecy ce qui est dit à la fin des remarques qui precedent la planche 6.eme A.

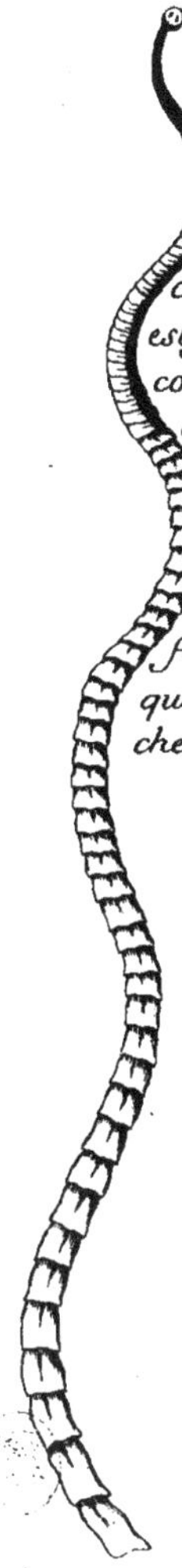

Planche 18.

Vers trouvez dans des Tanches, voyez le Livre de la Génération des vers pag. 37.

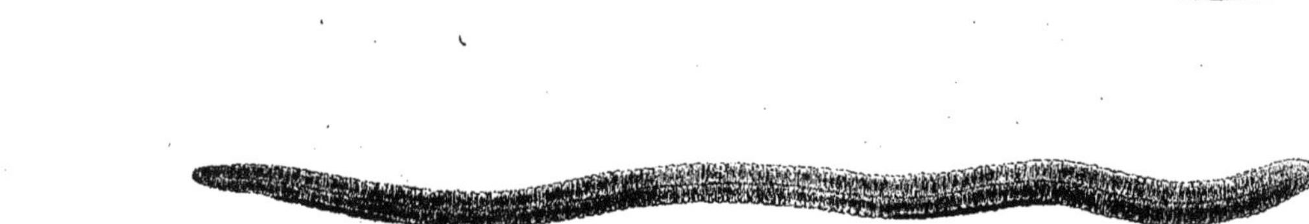

PLANCHE XIX.

LE *Tænia* ou Ver ſolitaire ſe rompt aiſément en ſortant du corps ; & ſi aprés s'être rompu, le côté où tient la tête vient à rentrer, ce côté rompu croît & repouſſe à peu prés comme une Plante ; c'eſt ce qui eſt cauſe qu'on voit des Malades rendre des portions de ce Ver pendant des années entieres, juſqu'à ce que la tête ſoit ſortie, & en rendre d'une longueur ſi extraordinaire, qu'il n'eſt pas vrai-ſemblable qu'elles puiſſent tenir toutes enſemble dans les inteſtins, quelque étendue qu'ils ayent d'ailleurs. Quand le Ver eſt ſorti, l'endroit où il a repouſſé ſe reconnoit à un petit alongement coudé ou à une déchireure cicatriſée qui imite aſſez bien ce qu'on remarque quelquefois aux arbriſſeaux, dans les endroits où ils ont repouſſé aprés avoir été taillez : c'eſt ce qui ſe peut voir dans la Planche VIII. fig. 22. aux lettres E. & F. dans la Planche IX. aux lettres B. C. D. & dans la Planche XII. aux lettres G. D. E. Ce que je dis ici de la répullulation du *Tænia* aprés s'être rompu, eſt fondé ſur une experience qui met la choſe hors de doute : je traitois un Malade qui avoit cette ſorte de Ver ; je lui en fis rendre dans les dejections pluſieurs aulnes, en diverſes fois, par le moyen du remede que j'employe contre les Vers, & comme la tête ne venoit point, & que toutes les fois que je réiterois le remede, il ſortoit des morceaux de Ver qui ſe rompoient au passage, les uns de deux aulnes, les autres de trois; je m'avisai de l'expedient qui suit: je dis au Malade de traverser d'une soye tissue avec des cheveux, pour resister à la corruption, le premier morceau de Ver qui se présenteroit, & de le traverser, par le moyen d'une éguille, le plus haut qu'il se pourroit, lorsque le Ver, au lieu de continuer à sortir, commenceroit à rentrer; puis de nouer la soye en forme d'anneau un peu large, & sans attendre que le Ver se rompît, de le casser trois doigts au dessous du fil. Le Malade au bout de huit jours rendit un morceau de Ver de la longueur d'une aulne: il observa exactement ce que je lui avois dit, & la portion traversée du fil rentra dans le corps avec le fil. Un mois aprés je réiterai le remede, le Ver sortit tout entier avec la tête; l'endroit qui avoit été percé étoit encore garni de son fil, comme on le voit en A. Le Ver depuis la tête jusqu'à l'endroit percé, avoit une aulne moins un quart, & depuis cet endroit percé jusqu'à l'extremité opposée, environ demie aulne contenant quarante jointures ou articles du Ver, (longueur qu'on ne s'est pas assujetti de representer dans la figure suivante) au lieu qu'auparavant il n'y avoit, depuis l'endroit percé jusqu'à l'endroit rompu, que quatre travers de doigt, contenant seulement cinq jointures; ce qui ne permet pas de douter que le Ver n'ait recru au dessous de l'endroit rompu. Au reste, dans ce morceau repris que nous conservons encore, paroît une dechireure cicatrisée, telle qu'on la voit marquée à la lettre D. dans la Planche ſuivante. Le Malade n'a rendu aucun morceau de ce Ver depuis qu'il en a rendu la tête, quoiqu'il ait pluſieurs fois réiteré le remede qu'il avoit pris auparavant avec tant de ſuccès.

Ce Ver eſt de la ſeconde eſpece ; j'ai depuis fait la même experience ſur un *Tænia* de la premiere eſpece, & elle m'a réuſſi de la même maniere, ſi ce n'eſt que la tête n'eſt pas venue.

Le Malade en montrant à diverſes perſonnes, le Ver repreſenté dans la Planche ſuivante, l'a rompu en pluſieurs endroits; nous avons obtenu de lui le morceau marqué C. D. où le ventre C. eſt emboëté par ſes deux extremitez, & le ventre D ne l'eſt ni par l'une ni par l'autre, mais reçoit au contraire par l'une celui qui le précede, & par l'autre, celui qui le ſuit, ce qui eſt une particularité tres ſinguliere; on peut voir ce que nous avons dit là deſſus dans la page qui précede la Planche VI. A.

Aprés que cette Planche a été tirée, nous nous ſommes apperçûs en conſiderant de nouveau le morceau dont il s'agit, que la même irrregularité d'emboëtture dont nous venons de parler, laquelle eſt marquée C. D. ſe trouve repetée quatre travers de doigt plus bas.

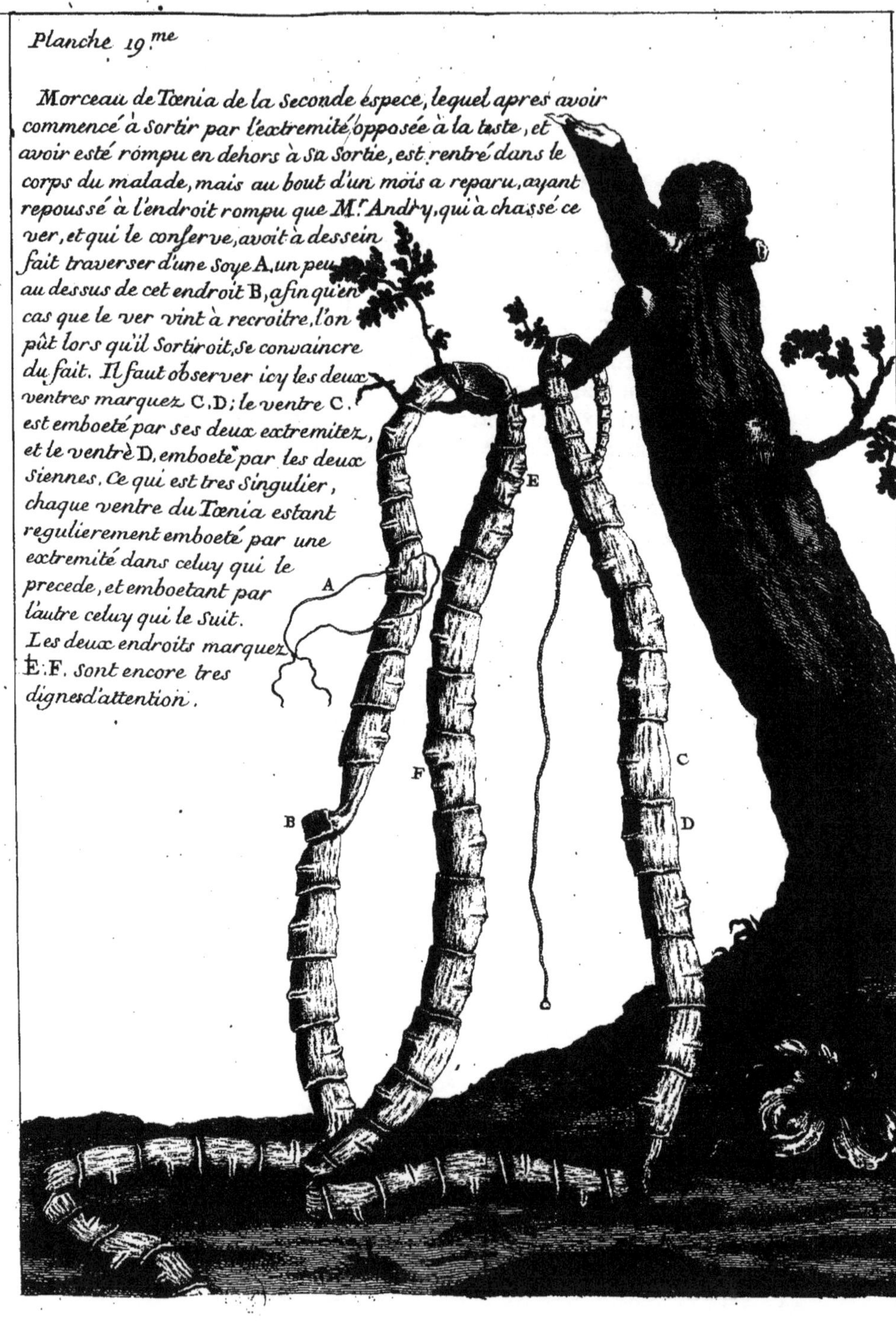
Planche 19.me
Morceau de Tœnia de la Seconde espece, lequel apres avoir
commencé à Sortir par l'extremité opposée à la teste, et
avoir esté rompu en dehors à Sa Sortie, est rentré dans le
corps du malade, mais au bout d'un mois a reparu, ayant
repoussé à l'endroit rompu que Mr. Andry, qui à chassé ce
ver, et qui le conserve, avoit à dessein
fait traverser d'une Soye A. un peu
au dessus de cet endroit B, afin qu'en
cas que le ver vint à recroitre, l'on
pût lors qu'il Sortiroit, Se convaincre
du fait. Il faut observer icy les deux
ventres marquez C.D; le ventre C.
est emboeté par ses deux extremitez,
et le ventre D. emboeté par les deux
siennes. Ce qui est tres Singulier,
chaque ventre du Tœnia estant
regulierement emboeté par une
extremité dans celuy qui le
precede, et emboetant par
l'autre celuy qui le Suit.
Les deux endroits marquez
E.F. Sont encore tres
dignes d'attention.
A
B
C
D
E
F

ON a rapporté dans le Livre de la Generation des Vers, plusieurs endroits du Passage d'Hippocrate sur le Ver plat ; mais comme ce Passage qui ne s'y trouve cité que par fragmens, est digne d'une attention particuliere, on a crû que les Lecteurs seroient bien-aises de le trouver ici dans son entier : le voici traduit en François. Ce Passage ne renferme rien que l'experience ne confirme.

PASSAGE D'HIPPOCRATE *sur le Ver solitaire.*

L'Ordre demande que je parle à present des Vers plats : ce genre de ver se forme dans les enfans dès le ventre de leurs meres ; car il n'est pas vray-semblable qu'aprés leur naissance, la corruption des matieres contenues dans leurs intestins où elles séjournent si peu, puisse faire croître si promptement un aussi long insecte que celui-cy, & tel qu'on le voit sortir du corps de plusieurs enfans par le moyen des remedes laxatifs que leurs Nourrices leur donnent d'abord aprés qu'ils sont nez. Il seroit même difficile que ces matieres pussent produire un tel effet, quand elles séjourneroient plusieurs jours. Il y a bien plus d'apparence que l'insecte dont il s'agit, se produit dans le fœtus, comme s'y produisent plusieurs autres choses contre nature, c'est-à-dire que le lait & le sang de la mere venant à se corrompre & à s'affadir lorsqu'ils sont trop abondans, donnent lieu à une humeur purulente dont la fermentation fait éclorre ce ver.

Les enfans nouveaux-nez ne rendent pas seulement des vers plats, ils rendent aussi quelquefois des vers ronds & longs, qui viennent de la même cause ; & lorsqu'ils n'en rendent pas & qu'ils en ont, cette sorte d'insecte ne manque point de multiplier dans leurs corps. Il n'en est pas de même du ver plat : celui-cy ne multiplie point, quoiqu'en disent quelques Medecins. A la verité les malades qui en sont attaquez ont coutume de rendre de temps en temps, dans leurs déjections, certains petits corps blancs, ressemblans à des graines de citroüille, quelquefois un peu plus gros, & que plusieurs prennent pour autant de vers produits par celui-là. Mais comme ces petits corps sont en trés grand nombre, il n'y a pas d'apparence que d'un seul animal puissent naître une si grande quantité d'autres animaux. D'ailleurs l'étendue de l'intestin ne seroit pas suffisante pour leur permettre de prendre l'accroissement necessaire.

Quand l'enfant est né, le ver continue de croître par le moyen de l'aliment que l'enfant reçoit dans son estomac, & l'insecte parvient jusqu'à la longueur de l'intestin, aux uns dés l'âge de puberté, aux autres un peu plus tard, & à quelques autres un peu plus tôt. Aprés avoir atteint cette longueur, il ne laisse pas de croître encore, mais alors il se casse en plusieurs morceaux qui sortent avec les déjections, & qui ressemblent à des semences de citroüille ou de concombre. Il arrive souvent à ceux qui ont le ver dont il s'agit, qu'en s'échauffant à marcher ou à quelqu'autre exercice pénible, il leur en sort par le fondement des longueurs considerables, lesquelles se rompent, & quelquefois rentrent en dedans : ce qui fait bien voir que ce que l'on prend pour des productions du ver plat, n'en sont que des fragmens qui se détachent.

Si une personne incommodée de ce ver prend quelque médicament propre pour le chasser ; & qu'auparavant elle ait été bien préparée, l'insecte sort tout entier en forme de peloton, & la personne guérit. Que si le Ver cede trop promptement à l'action du remede, & qu'il ne puisse se ramasser ainsi, il se rompt alors, & sort de la longueur d'environ deux ou trois coudées, quelquefois de beaucoup davantage ; aprés quoi les signes du ver cessant pour quelque temps de paroître dans les déjections, il recroît de nouveau : ce qui confirme la Remarque que nous venons de faire, que le ver plat ne produit point d'autres vers, mais qu'il se rompt.

Ce Ver ressemble à une membrane blanche, qui se seroit détachée des intestins. Les signes ausquels on connoist qu'il est dans le corps, sont 1°. ces petites portions en forme de graine de citroüille, lesquelles paroissent dans les déjections. 2°. Des douleurs que le malade, quand il est à jeun, ressent par intervale dans le foye, où le Ver se porte alors avec impetuosité. 3°. Une sur-abondance de salive, qui lorsqu'il se glisse vers le foye, inonde la bouche, ce qui néanmoins n'arrive pas toujours. 4°. Une interruption de voix causée par l'effort avec lequel il s'élance quelquefois vers ce viscere, & laquelle est accompagnée de crachemens considerables, qui peu à prés se suppriment d'eux-mêmes, & sont suivis de fréquentes tranchées. 5°. Des douleurs qui surviennent de temps en temps dans la region du dos

dos où il se cantonne. Tels sont les signes ordinaires du ver plat : du reste il ne cause aucun accident funeste, & il ne fait point mourir. Mais si l'on vient à tomber malade tandis qu'on l'a dans le corps, on ne peut se rétablir qu'avec une extrême peine, parce qu'il dévore une bonne partie de la nourriture. Toutefois pourvû que l'on soit traité avec les remedes & la méthode convenables, l'on guérit, & le ver abandonne sa demeure : & si l'on ne s'y prend comme il faut pour le chasser, il vieillit avec son hôte. Voilà ce que j'avois à remarquer sur le ver plat, sur son origine, & sur les signes qui le dénotent.

Hipp. Liv. IV. des Maladies.

Remarques sur ce Passage.

1° QUELQUES Auteurs anciens comme Aetius, Paul Eginette, & quelques modernes comme Edouard Tyson, ajoûtent aux signes du ver plat mentionnez dans ce Passage, la maigreur du corps : mais ils se trompent. Ceux qui ont le Ver plat sont les uns gras, les autres maigres. M. de la Solaye d'une constitution fort replette, lequel a rendu le *Tænia* de la Planche VII. fig. 19. & celui de la Planche VIII. fig. 21. étoit tout aussi gras & tout aussi replet quand il l'a rendu. M. Benard Marchand de Melun, qui a rendu celui dont il est parlé page 87. du Livre de la Generation des Vers, étoit comme il l'est encore, un des hommes les plus gras & les plus replets. Melle. Boileau qui a été délivrée de celui qui est marqué dans la Planche VII. fig. 20. avoit de l'embonpoint. Le sieur Jacques Frequet qui a rendu celui de la Planche VI. n'étoit ni gras ni maigre. M. Coqueret Gentilhomme de M. le Prince de Soubise, dont il est parlé page 86. du Livre de la Generation des Vers, & qui en a rendu un grand nombre d'aulnes, étoit maigre & pâle. M. le Marquis de Montendre, qui en 1703. en a rendu un de deux aulnes en deux morceaux, au dernier desquels tenoit la tê e, n'étoit alors ni gras ni maigre. Nous passons plusieurs autres exemples dont le détail seroit trop long, en sorte qu'il n'y a point de regle certaine à faire là-dessus. A la verité ce ver consume une grande partie du chyle, & il en est si plein lorsqu'il sort du corps, que si on le met alors dans de l'eau-de-vie, il rend une quantité extraordinaire de ce suc, qui se précipite au fond du vaisseau, où il ressemble à du lait. Mais il y a des gens dont le corps abonde si fort en chyle ou suc nourricier, qu'ils en ont encore plus qu'il ne faut & pour eux & pour le ver, & ceux-là ne maigrissent pas. On peut dire la même chose des poissons qui ont des vers plats : la plûpart de ces poissons sont aussi gros & aussi bien nourris que s'ils n'en avoient point ; * & Leuvenhoeck parle d'un *Rhombus* qui ayant dans le corps un grand ver plat, ainsi qu'on le reconnut aprés avoir ouvert le poisson, étoit fort gras & fort beau. Il n'en

* Arcan. natur. detect. Epist. 18.

est pas de même des Carpes nommées en Latin *Cyprini*; celles qui ont ce ver sont si maigres, que les Pêcheurs connoissent à cette maigreur qu'elles ont le ver en question.

2°. *Les signes du ver cessant pour quelque tems de paroître, il recroît de nouveau.* Voyez là-dessus l'experience rapportée pages 34. & 35. de ce Recueil, laquelle confirme le sentiment d'Hippocrate.

3°. *Ce ver ressemble à une membrane blanche qui se seroit détachée des intestins.* Quelques Auteurs peu versez dans la Physique, ont écrit que non seulement le ver dont il s'agit ressemble à une membrane blanche, mais que ce n'est autre chose que cette membrane même convertie en animal. 1. Aetius, 2. Paul Eginette & 3. Actuarius ont avancé ce sentiment absurde, qui n'a pas besoin de réfutation. Voyez dans le Livre de la Generation des Vers, ce qu'on peut penser de la generation du ver dont il s'agit.

1. Aetius Tetrabibl. 3. Serm. I. 2. Paul. Egin. Lib. 4. cap. 57. 3. Actuar. Lib. i. cap. 21.

A La page 216. du Livre de la Generation des Vers, après le dernier mot de la ligne 5. il faut ajoûter les mots suivans. De plus, les dissolvans de l'estomac en agissant sur les choses que nous avalons, en tirent des substances qui souvent ont une qualité toute autre que celle de la chose d'où ils sont tirez. Si l'on met, par exemple, des vers ordinaires du corps, dans une dissolution d'aloës, ils y vivent long-tems; mais si on les met dans un verre d'eau où l'on jette seulement une goutte d'huile d'aloës, on les voit sur le champ faire des contorsions extraordinaires, se battre les flancs avec les deux extrêmitez de leur corps, puis tomber morts tout-à-coup au fond du vaisseau. L'experience est constante, & chacun la peut faire. Cela supposé, il n'est pas étonnant qu'une dose d'aloës qui étant dissoute dans un peu d'eau, ne sera pas suffisante pour tuer, ni peut-être même pour incommoder des vers qu'on y jettera, puisse néanmoins, étant avalée, tuer ou chasser les vers du corps. Il n'y a, pour le comprendre, qu'à supposer une chose tres vrai-semblable, qui est que cette huile ou autre substance équivalente, se sépare de l'aloës par l'operation de l'estomac, laquelle surpasse toutes les operations de Chymie.

FAUTES A CORRIGER.

Page 4. *ligne* 3. croyoient, *lisez* croyent.
P. 5. *ligne* 19. on n'ait, *lisez* on ait.
P. 6. *lig. prem.* rapporté, *lisez* rapportée.
P. 16. *ligne* 7. de cette espece, *lisez* de la premiere espece.
P. 26. *ligne* 13. vers que les côtez, *lisez* vers les côtez.
Même p. ligne 16. ce que nous avons dit page 19. & 20. *lisez* ce que nous avons dit Planche VII. fig. 19. & Planche VIII. fig. 21.
P. 41. *ligne* 9. sa demeure; & si, *lisez* sa demeure, car il ne sort jamais de lui-même; & si.
Dans la Planche 19. *ligne* 14. emboëtté, *ôtez l'accent de ce mot, & lisez* emboëtte.

www.ingramcontent.com/pod-product-compliance
Ingram Content Group UK Ltd.
Pitfield, Milton Keynes, MK11 3LW, UK
UKHW020351250726
13967UKWH00005B/2227